RECHERCHES

Sur le mode d'action des

EAUX MINÉRALES

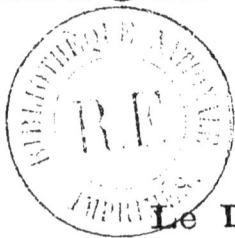

PAR

Le Dr G. EUSTACHE

Professeur-Agrégé à la Faculté de médecine de Montpellier
Médecin-consultant à Lamalou-le-Centre (Hérault)

MONTPELLIER & CETTE

TYPOGRAPHIE DE BOEHM ET FILS, PLACE DE L'OBSERVATOIRE

ÉDITEURS DU MONTPELLIER MÉDICAL.

—

1874

RECHERCHES SUR LE MODE D'ACTION

DES

EAUX MINÉRALES

~~~~~◇~~~~~

Dans un ouvrage [1] publié en 1865, et qui excita vivement l'attention du monde médical, le Dr Scoutetten conclut, de ses expériences, que les eaux minérales prises en bains avaient trois modes d'action particuliers et d'une inégale importance, à savoir :

1° L'action *dynamique*, due aux courants électriques qui se développent au sein des eaux minérales ;

2° L'action *topique* ou irritante de la peau ;

3° L'action *médicamenteuse* résultant de leur composition chimique.

Pour ce savant auteur, l'effet principal doit être attribué à l'action dynamique, à l'électricité ; l'action topique n'est que d'ordre secondaire, et l'action médicamenteuse est nulle quand il s'agit des bains : elle ne doit entrer en ligne de compte que lorque l'eau minérale est prise en boisson.

. Ces conclusions heurtaient trop les idées généralement admises, pour qu'elles ne fussent pas l'objet de vives attaques de la part des médecins attachés aux établissements thermaux, et qui avaient toujours professé les opinions contraires. M. Lambron (de Bagnères-de-Luchon) et M. Gigot-Suard (de Cauterets) vinrent opposer leurs expériences personnelles à celles de Scou-

---

[1] Scoutetten (de Metz) ; *De l'électricité considérée comme cause principale de l'action des eaux minérales sur l'organisme.*

tetten ; et enfin M. Jutier, chargé par la Société d'hydrologie de
faire un rapport sur l'ouvrage du savant professeur de Metz et
sur les Mémoires de ses honorables contradicteurs, établit d'une
façon indiscutable l'erreur du premier, et confirma les assertions
des seconds : « que les eaux minérales prises en bains agissaient
principalement par l'absorption des divers composés chimiques
qu'elles renferment ».

Je sais bien que cette opinion elle-même a trouvé et trouve
encore de nombreux opposants. Elle repose sur l'admission de
l'absorption cutanée, question qui a soulevé tant de travaux et tant
de controverses. Mon intention n'est pas aujourd'hui de traiter cette
grande question de physiologie et de thérapeutique, et d'apporter de
nouvelles expériences et de nouveaux faits à son appui. Je crois,
avec le plus grand nombre, que l'absorption cutanée est indiscutable, qu'elle joue un grand rôle dans beaucoup de cas, et que
c'est sur elle que l'on doit baser la théorie du mode d'action des
bains d'eaux minérales.

Il est sans doute, dans l'appréciation de ce mode d'action, une
série d'autres considérations dont je suis loin de méconnaître
l'importance : c'est ainsi que j'attribue une large influence aux
modifications imprimées à l'organisme par le déplacement, le
voyage et le séjour aux eaux. Le climat, la nourriture, le genre
de vie, la tranquillité de corps et d'esprit, la distraction, l'éloi-
gnement de toute préoccupation et de tout souci, sont pour une
bonne part dans les heureux résultats que l'on observe. Je suis
le premier à reconnaître que souvent à ces modificateurs hygié-
niques seuls doit revenir le bénéfice des nombreuses cures que
l'incomplète observation des faits, l'enthousiasme du médecin ou
du malade, l'intérêt........ rapportent exclusivement à l'action
des eaux.

Mais, si l'on doit faire des restrictions, il ne faut pas tomber
dans l'excès contraire. Il est un fait, fait scientifiquement et pratiquement déduit de la saine observation, et qui doit être présent
à l'esprit du médecin : c'est la *spécialisation* des eaux minérales,
c'est-à-dire l'indication particulière à laquelle répond telle ou

telle eau minérale donnée, et qu'elle remplit efficacement dans le
plus grand nombre des cas. Cette spécialisation doit servir de
guide au médecin dans les conseils et les soins qu'il est appelé à
donner à ses malades ; elle est aussi du plus grand intérêt quand
il veut rechercher comment et pourquoi les eaux minérales agissent dans tel ou tel sens, qu'il veut en déduire leur mode d'action.
C'est elle qui m'a servi dans l'étude qui va suivre. Mon observation n'est sans doute pas à l'abri de tout reproche, car je n'ai
pu encore vérifier pratiquement et chimiquement les déductions
théoriques auxquelles j'ai été amené par la seule pratique des
malades ; mais j'espère bien pouvoir apporter plus tard des données expérimentales qui ne feront que corroborer celles fournies
par l'homme malade, « véritable laboratoire toujours ouvert et
toujours précieux à consulter ». J'entre immédiatement dans
mon sujet,

À Lamalou (Hérault), outre diverses affections, telles que
l'anémie, la chlorose, la dyspepsie et les divers états nerveux, le
rhumatisme est sans contredit l'affection la plus généralement
traitée avec succès, qu'il s'agisse de rhumatismes chroniques simples, de rhumatismes goutteux, ou des diverses lésions viscé-
rales et nerveuses que l'on attribue, avec le plus de raison, à
l'influence de la diathèse rhumatismale. Cette station balnéaire
jouit à ce sujet d'une grande réputation dans tout le midi de la
France, au point que, dit M. Durand-Fardel, le traitement du
rhumatisme paraît en constituer la spécialité. Je reviendrai, dans
un autre Mémoire, sur cette appropriation des eaux de Lamalou
au traitement du rhumatisme et d'autres affections, en tête desquelles il convient de placer celles des centres nerveux ; je veux
seulement insister aujourd'hui sur un point du traitement.

Il est des malades qui, outre les bains thermaux, font usage
simultanément de l'eau des buvettes qui se trouvent dans cette
station thermale, la buvette Capus et la buvette Bourges surtout,
et chez lesquels les résultats peuvent être dus à une cause complexe. Mais il en est un certain nombre qui n'usent que des
moyens balnéo-thérapiques, bains et douches : ce sont ces derniers

que j'aurai seulement en vue, parce que chez eux les résultats ne peuvent être attribués qu'à l'action des eaux minérales mises au contact de la peau.

Or, dans ces conditions, quel est le mode d'action de ces eaux minérales? Agissent-elles exclusivement par leur température, comme on l'a prétendu? Sans doute, la température est la condition la plus générale de l'appropriation des eaux thermales au traitement du rhumatisme, en sorte que l'on peut dire que la plupart des eaux minérales à thermalité élevée y sont indiquées. Mais, si l'on doit faire une part importante au degré de température (de 32 à 35°), on ne doit point l'envisager seule; car, pourquoi n'y suppléerait-on pas avantageusement par des bains simples à température égale ou plus élevée? Il faut donc rechercher une autre cause.

Fera-t-on intervenir, comme Scoutetten, l'influence dynamique développée par les courants électriques qui se produisent au sein de l'eau minérale? Je ne réfuterai pas de nouveau cette théorie ; qu'il me suffise de renvoyer le lecteur au remarquable rapport de M. Jutier, lu à la Société d'hydrologie médicale de Paris (26 février 1866).

Invoquera-t-on l'action topique irritante de la peau? Mais cette action n'est pas constante. En outre, si cette action devait être mise en ligne de compte, ce serait pour les bains de Lamalou-le-Centre, et aussi pour ceux de Lamalou-le-Haut, à cause de l'abondance de l'acide carbonique que renferment les eaux de ces deux établissements : d'où résulte une vive rubéfaction de la peau. A Lamalou-le-Bas, au contraire, où sont les eaux les plus thermales (35°) et les plus recommandées dans le traitement du rhumatisme, l'acide carbonique est en très-faible proportion, ne se dégage pas et ne détermine aucun picotement, aucune irritation de la surface cutanée. L'action topique ou irritante ne saurait donc être invoquée, et nous sommes ainsi amené, par exclusion, à ne voir dans l'effet produit par ces eaux que l'action médicamenteuse résultant de leur composition chimique. Dans le cas particulier où nous nous sommes placé, cette action médicamenteuse ne saurait conséquemment se produire qu'à la suite de l'absorption cutanée. Qu'advient-il une fois cette absorption effectuée, et comment les principes minéralisateurs modifient-ils les principes morbides de l'organisme? Problème encore insondable, et que nous n'aborderons point.

Comment et dans quelles conditions cette absorption se fait-elle? sous quelle forme l'eau minérale, considérée comme une substance complexe sans doute, mais une dans sa constitution, pénètre-t-elle dans l'économie? quels sont les moyens qui favorisent cette pénétration? enfin quelles indications peut-on retirer de la conception de ces diverses données pour la conduite du traitement? Tels sont les seuls points que je vais essayer de résoudre.

I. — La surface cutanée absorbe-t-elle les liquides? C'est là une question résolue généralement aujourd'hui par l'affirmative, et les physiologistes, comme les médecins, n'hésitent pas à admettre que l'eau du bain est absorbée par la peau et passe de là dans le torrent circulatoire. La peau joue dans ce cas le rôle de la membrane de l'endosmomètre, et les phénomènes d'endosmose et d'exosmose, d'absorption et d'exhalation, se produisent ici dans les mêmes conditions et sous les mêmes influences que pour les expériences de laboratoire.

Mais là où commence la divergence, c'est lorsqu'il s'agit des bains médicamenteux, lorsqu'il s'agit d'établir si les substances minérales ou végétales en solution dans le bain pénètrent au sein de l'économie par la même voie.

Les médecins praticiens, se basant sur les effets obtenus, croient à cette absorption et en font une des bases essentielles de la thérapeutique. Les physiologistes expérimentateurs, au contraire, nient cette pénétration, parce qu'ils ne retrouvent pas ces substances par l'analyse des liquides sécrétés, et ne croient pas par conséquent à l'utilité et à l'efficacité des bains médicamenteux. Parmi ces derniers, nous comptons des noms dont l'autorité est grande, tant en physiologie qu'en médecine thermale : nous ne citerons, entre autres, que MM. Seguin, Duriau, Homolle, O. Henry, Parisot, Demarquay.

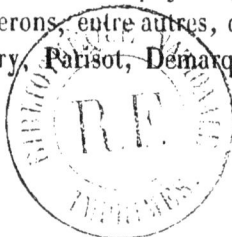

Mais, malgré les résultats négatifs auxquels sont arrivés ces expérimentateurs laborieux, on ne saurait méconnaître l'existence des faits positifs observés par leurs contradicteurs, et, comme dit Longet, on ne saurait les accepter sans un nouveau contrôle.

Or, le meilleur contrôle n'est-il pas l'observation pure et simple des faits? La chimie a déjà donné des résultats immenses dans son application aux problèmes de la physiologie hygide et pathologique ; mais pourtant il est des points, nombreux encore, où elle n'a pu porter le flambeau de sa lumière positive. Faut-il pour cela nier les phénomènes qu'elle n'a pas encore expliqués ? Non, sans doute; tout au plus doit-on admettre qu'elle n'est pas encore arrivée à son dernier degré de perfection, et qu'elle nous donnera plus tard la clef de ce qui nous paraît aujourd'hui inexplicable.

Tel est le raisonnement qu'il convient de faire au sujet de la pénétration des substances dissoutes dans l'eau du bain. Celles-ci pénètrent sans doute, puisque les effets spéciaux sont produits; et si la chimie est souvent impuissante à nous en révéler la présence, soit dans les principales sécrétions, soit dans les liquides et les solides de l'organisme, n'en accusons que l'imperfection relative de ses procédés en présence de l'incomparable fonctionnement de la vie.

En effet, les diverses conditions de climat, de température, d'hygiène, peuvent être réalisées ; on peut aussi composer artificiellement des bains qui se rapprochent, à peu de chose près, des bains minéraux naturels, en y faisant dissoudre les éléments chimiques divers et dans les proportions que l'analyse démontre. Si dans ces conditions on n'obtient pas les mêmes résultats, ne doit-on pas croire, ou que l'analyse est fautive, ou que l'art est impuissant à atteindre le degré de complexité et de mélange intime que fournit la nature elle-même?

Sans aller chercher le résultat d'expériences jusqu'ici contradictoires, il me paraît hors de doute que les diverses substances contenues dans un bain d'eau minérale sont absorbées par la peau; la seule raison que j'en donnerai ici, c'est la spécialisation des effets. Mais, comme corollaire à cette première donnée, il faut admettre que cette pénétration se fait en quelque sorte en masse, c'est-à-dire que l'eau minérale pénètre dans l'économie, avec sa constitution totale.

Une fois mise en contact avec l'intimité des tissus, que se passe-t-il ? Tous les matériaux sont-ils absorbés, ou bien n'y en a-t-il que certains qui aillent plus loin ? Tel principe que l'on croit le plus essentiel, comme le bicarbonate de soude pour les eaux de Vichy, le chlorure de sodium pour celles de Balaruc, le fer pour celles de Lamalou, n'a-t-il au contraire qu'un rôle purement accessoire, pour céder le pas à un autre sur lequel l'attention a été moins fixée ? Je ne répondrai pas à ces questions, encore insolubles, mais j'appellerai l'attention sur la présence presque constante, dans toutes les eaux minérales, de ces composés à formule et à propriétés encore peu connues, les « matières extractives », dont le rôle va sans cesse croissant en chimie biologique.

Si cette pénétration est possible, il convient d'ajouter qu'elle est singulièrement favorisée par les nouvelles conditions dans lesquelles se trouve placée la peau. La température du bain, un certain degré d'état électrique de l'eau minérale, la souplesse et la laxité des téguments résultant des immersions prolongées et répétées plusieurs fois, enfin l'augmentation momentanée de la circulation périphérique, qui est bientôt remplacée par des phénomènes de concentration, sont tout autant de conditions qui favorisent l'absorption cutanée ; en effet, elles représentent les diverses qualités qui doivent faire de la peau un véritable endosmomètre. Nous verrons plus loin que certaines pratiques balnéothérapiques, fort en usage aujourd'hui, agissent encore dans le même sens.

II. — Si la pénétration des substances médicamenteuses, salines ou autres, qui sont en dissolution dans les eaux minérales, a réellement lieu, sous quelle forme et à quel moment se produit-elle ?

Tout médecin hydropathe sait parfaitement que l'action des

eaux minérales ne se fait sentir qu'après un certain nombre de bains, et que cette action se continue plus ou moins longtemps après que le malade a quitté la station thermale. Il nous est arrivé bien des fois, à nous comme à bien d'autres, d'observer que des bains, rationnellement prescrits et administrés d'après les principes de l'art, semblaient n'avoir produit aucun effet, avoir même aggravé la maladie qu'ils devaient soulager. Et pourtant, un mois, deux mois après, nous avons pu apprendre et constater que leur action bienfaisante se faisait sentir. N'est-ce pas à cette action tardive, mais efficace, que l'on doit de voir revenir les malades pendant plusieurs années consécutives, alors même que certains d'entre eux savent par expérience que leur maladie est plutôt réveillée et aggravée pendant leur séjour aux eaux ?

Que conclure de cette observation générale, si ce n'est que les principes actifs des bains thermaux ne pénètrent pas tout d'un coup, soudainement, dans l'organisme, mais que cette pénétration se fait peu à peu, successivement, soit pendant l'administration des bains, soit après que celle-ci a cessé: les éléments actifs n'en restant pas moins en présence des organes absorbants de l'économie. Pour ce faire, il faut qu'ils se déposent quelque part, et dans l'hypothèse où nous nous sommes placé, ils ne sauraient être que dans l'épaisseur de la peau. Voici comment nous comprenons que les choses se passent.

Dans le bain, la peau subit une impression locale qui la rend plus apte à remplir les diverses fonctions auxquelles elle est destinée. Le bain débarrasse la peau des souillures que déposent à sa surface la sueur, la poussière, les matières grasses qui la recouvrent comme un vernis. Quand le bain se prolonge, on voit les ongles se ramollir, l'épiderme se gonfler, blanchir, subir une véritable imbibition. Or, dans ces conditions nouvelles, les courants osmotiques s'établissent avec une plus grande facilité ; l'exhalation augmente, mais l'absorption s'accroît aussi, et une certaine quantité de l'eau du bain pénètre dans l'économie. Il est difficile de comprendre alors comment les substances salines ou autres, dissoutes dans ce liquide, seraient arrêtées dans leur marche.

Mais admettons qu'il en soit ainsi pour la plus grande partie d'entre elles : qu'en résulte-t-il ?

Ces substances, qui ont pénétré l'épiderme par imbibition, arrêtées dans les couches les plus profondes de cette membrane, au niveau du réseau de Malpighi, s'y accumulent, s'y tassent, et forment là une sorte de *pommade minérale* environnant toute la surface du derme.

Ce dépôt intra et sous-épidermique, que j'appellerai, malgré la trivialité du mot, *pommade minérale,* reste ainsi au contact du derme quand le corps est sorti de l'eau, prêt à être absorbé en tout temps et en tout lieu, soit que les conditions d'absorption deviennent plus favorables à un moment et sous des influences données, soit que, leur absorption ne se faisant que d'une façon très-minime à la fois, comme semblent le prouver les observations expérimentales, celle-ci ait besoin d'un long temps pour s'effectuer en entier.

A mesure que les matériaux d'absorption disparaissent, un nouveau bain vient les remplacer, et ainsi de suite jusqu'à la fin du traitement. Celui-ci venant à son tour à être interrompu ou terminé, l'absorption des substances médicamenteuses ne l'est pas pour cela ; elle se continue tant que la peau renferme dans son épaisseur des traces de notre pommade minérale.

C'est là, dira-t-on, une vue de l'esprit, et rien ne vient en démontrer la réalité. C'est pourtant la seule façon de s'expliquer rationnellement la spécialisation des eaux minérales, leur action prolongée au-delà du temps de leur administration, enfin la saturation qu'éprouvent le plus grand nombre des malades après un nombre plus ou moins considérable de bains, et qui oblige souvent à scinder le traitement thermal en deux périodes par quelques jours de repos.

Mais, outre ces preuves physiologiques et thérapeutiques, dont l'importance est immense pour le médecin praticien, nous avons voulu chercher des preuves d'un autre ordre, basées sur l'analyse chimique et les faits anatomiques. Quelques expériences ont été instituées à ce sujet.

La composition des urines a fixé tout d'abord notre attention;

nos résultats n'ont guère été plus probants que ceux de nos de-
vanciers. Sous l'influence des bains de Lamalou, qui sont avant
tout alcalino-ferrugineux, l'urine devient alcaline, parfois nous
y avons trouvé des traces de fer ; chez deux de nos malades, l'al-
calinité persistait encore un mois et demi après leur départ. Il ne
faut pas cependant attacher une importance considérable à ce
caractère de l'urine : nous savons en effet qu'elle devient alcaline
à la suite des bains de toute nature, même ceux d'eau simple;
peut-être la persistance de cette réaction est-elle plus significa-
tive: c'est là un fait à confirmer par des observations plus nombreuses.

J'ai voulu voir encore si du côté de la peau je trouverais des
traces évidentes de la pommade que je suppose y séjourner. Il
est déjà un fait assez communément observé, qui tend à en
prouver l'existence. Quand un chirurgien a trempé plusieurs fois
ses mains dans l'eau blanche, et qu'après il les a lavées avec
grand soin, le sel plombique n'en demeure pas moins dans l'é-
paisseur de la peau, et, s'il vient à prendre un bain sulfureux, il
voit se produire une teinte noirâtre qui dénote la formation du
sulfure de plomb.

J'ai fait une expérience analogue avec de jeunes lapins. Je les
plongeais plusieurs jours de suite dans l'eau la plus ferrugineuse
de Lamalou, le ruisseau de Capus, en ayant eu le soin préalable
de raser tout le train postérieur. Après chaque immersion d'un
quart d'heure, je leur administrais une douche d'eau naturelle pour
déterger la surface de la peau de tout dépôt ocracé. Au bout
de huit jours, je sacrifiais ces lapins ; j'enlevais la peau de la
région des fesses, et je l'examinais avec soin. Celle-ci était un peu
épaissie, comme infiltrée, onctueuse au toucher. Au microscope,
je n'ai pas pu saisir la trace de corps étrangers dans les couches
profondes de l'épiderme, du moins d'aucun élément figuré ; les
cellules étaient gonflées, et les mailles du derme étaient manifes-
tement élargies. Je soumettais alors cette peau à la macération
dans de l'eau ordinaire, et chaque fois j'obtenais, avec la solution
concentrée de potasse, un précipité rouge brun qui me décelait
la présence d'un sel à base de peroxyde de fer. Ainsi, de cette

expérience répétée quatre fois avec le même résultat, je crois pouvoir conclure que la peau, après avoir été plongée dans un bain minéral, retient pendant quelque temps dans son épaisseur les principes minéralisateurs de l'eau, et qu'elle offre ainsi un aliment continuel à l'absorption, laquelle a pour effet de conduire ces principes dans l'intimité des tissus.

D'après les considérations thérapeutiques développées plus haut, il me semble en outre nécessaire d'admettre que tous les principes constituants de l'eau minérale se déposent ainsi. On voit par là comment on peut arriver de la conception à la réalité de ce que nous appelons la pommade minérale.

III. — Les médecins hydrologistes, qui pour la plupart croient à l'absorption cutanée dans le bain, ont recherché les moyens de favoriser et d'activer cette absorption à l'aide de certaines pratiques qu'ils prescrivent concurremment avec la cure thermale, et en tête desquelles il faut placer le massage et l'hydrothérapie. Aujourd'hui il est en effet peu de stations thermales qui ne soient dotées d'une installation hydrothérapique plus ou moins complète, et celles qui en sont dépourvues présentent, au yeux de tous, un *desideratum* considérable dont on réclame bien haut l'accomplissement.

Le massage était employé autrefois; il est aujourd'hui avantageusement suppléé par les douches, que nous envisagerons seules dans ce qui nous reste à dire.

Le mode d'action de l'hydrothérapie est assez bien conçu quand il s'agit de son administration isolée (voir les ouvrages de Fleury et de Béni-Barde). Mais comment convient-il de l'interpréter quand elle est employée concurremment avec un traitement par les bains minéraux? C'est là une question qui n'a jamais été suffisamment étudiée, je crois.

L'action et les propriétés toniques, fortifiantes, résolutives ou révulsives de l'hydrothérapie trouvent sans doute leur indication chez la plupart des malades envoyés aux eaux ; et sous ce rapport elles représentent un adjuvant fort utile que la thérapeutique doit s'empresser de mettre à profit. Mais ce n'est là qu'un adjuvant indirect en quelque sorte, et il nous semble que l'hydrothérapie vient encore en aide à la médication thermale d'une façon directe, en activant l'absorption des principes actifs minéralisateurs.

On sait que les douches agissent principalement sur la circulation capillaire périphérique, en modifiant la contractilité des parois vasculaires par son action mécanique sur les nerfs vasomoteurs. Sous leur action, la circulation se trouve changée : les liquides, d'abord refoulés de la périphérie au centre, se portent bientôt avec violence du centre à la périphérie; le peau, devenue presque exsangue sous les premiers chocs de la douche, rougit bientôt; le sang y afflue, des courants sanguins nouveaux s'établissent, et si l'exosmose augmente, bientôt l'endosmose s'accroît proportionnellement, et l'absorption est singulièrement activée. Tel est le rôle de l'hydrothérapie ; elle favorise la pénétration dans le torrent circulatoire des matériaux qui ne sont encore qu'à la périphérie.

Avec ces données physiologiques, il nous sera facile de déterminer quel est le rôle de la douche dans le traitement thermal. (Je ne fais pas intervenir la composition minérale ou ordinaire de l'eau qui sert à l'administration de l'hydrothérapie: je crois en effet que l'action de cette composition est nulle, et que c'est l'action mécanique, le choc, qui doit seule mériter quelque attention.)

Si la douche est administrée quelques heures après le bain, alors que la peau est imbibée de cette pommade minérale qu'a laissée celui-ci, elle activera l'absorption de cette pommade, et hâtera ainsi le moment où les effets thérapeutiques spéciaux se manifesteront. C'est en effet ce que j'ai pu noter dans un grand nombre de cas.

Au début de la saison dernière, je ne prescrivais que les bains à mes malades, et à peu près tous ont pu continuer leur traitement sans interruption, pendant les vingt ou vingt-cinq jours de leur saison à Lamalou. Plus tard, et sur les conseils de M. le Dr Cosson et de M. le baron Thénard, membres de l'Institut, qui en avaient déjà fait l'expérience personnelle, j'associais les

deux médications : un bain d'une heure le matin, une douche
d'une ou deux minutes l'après-midi, et à partir de cette nouvelle
pratique les résultats ont changé. Au bout de huit, dix, douze
jours au plus, j'ai noté chez mes malades différents accidents
qui obligeaient d'interrompre le traitement pendant vingt–quatre ou quarante-huit heures, accidents que je crois devoir
rapporter à la sursaturation de l'économie par les éléments
minéralisateurs ayant pénétré en plus grande abondance. L'al-
calinité des urines était notablement augmentée, et le dépôt, con-
stitué en grande partie par des sels terreux, était aussi plus
considérable. Ces accidents, qui se résumaient en tiraillements
d'estomac, nausées, diarrhée légère et brisement général, dispa-
raissaient par la seule cessation des bains et des douches, sans
que j'aie jamais eu besoin de recourir à aucun traitement phar-
maceutique.

Il est vrai que je n'ai pas pu noter encore si l'efficacité ulté-
rieure des bains a été plus marquée et plus soutenue dans le
premier cas que dans le second ; c'est là un point sur lequel
il convient d'appeler l'attention du corps médical des eaux minérales, car il est facile de concevoir les conséquences et les avan-
tages qui en découlent.

Je termine ici ces considérations de thérapeutique clinique
et pratique, plutôt qu'expérimentale, en résumant l'objet de mon
Mémoire dans les quelques conclusions suivantes :

CONCLUSIONS.

1º Les eaux minérales employées en bains agissent efficacement sur l'économie par l'absorption cutanée.

2º Les eaux minérales forment à la surface du corps, ou mieux dans les couches profondes de l'épiderme, une sorte de pommade composée de leurs divers éléments, qui ne s'absorbe que peu à peu, et qui maintient ainsi le corps sous son influence pendant toute la durée du traitement thermal, et au-delà.

3º Le meilleur moyen de favoriser et d'activer l'absorption de cette pommade minérale, c'est le massage, et mieux encore l'hydrothérapie, qui agit dans le même sens et n'a pas les mêmes inconvénients.

4º Le traitement balnéaire devra toujours marcher de pair avec les divers moyens hydrothérapiques.

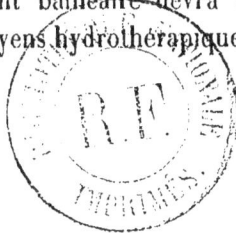

Extrait du MONTPELLIER MÉDICAL. — 1874.

Montpellier. — Typogr. BŒHM et FILS.

www.ingramcontent.com/pod-product-compliance
Lightning Source LLC
Chambersburg PA
CBHW050425210326
41520CB00020B/6747